AF476107

LE

TRAITEMENT AMBULATOIRE

DE LA COXALGIE

A L'AIDE DE LA GOUTTIÈRE A EXTENSION

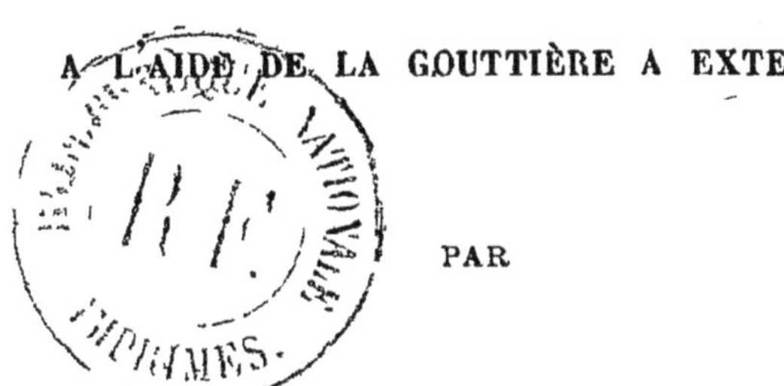

PAR

LE Dr LIERMANN
(de Francfort-sur-le-Mein).

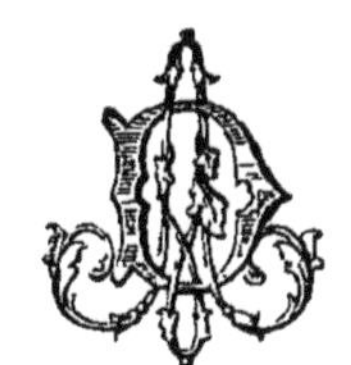

PARIS
MPRIMERIE TYPOGRAPHIQUE A. DAVY
52, rue Madame, 52

1895

LE

TRAITEMENT AMBULATOIRE

DE LA COXALGIE

A L'AIDE DE LA GOUTTIÈRE A EXTENSION

LE

TRAITEMENT AMBULATOIRE

DE LA COXALGIE

À L'AIDE DE LA GOUTTIÈRE A EXTENSION

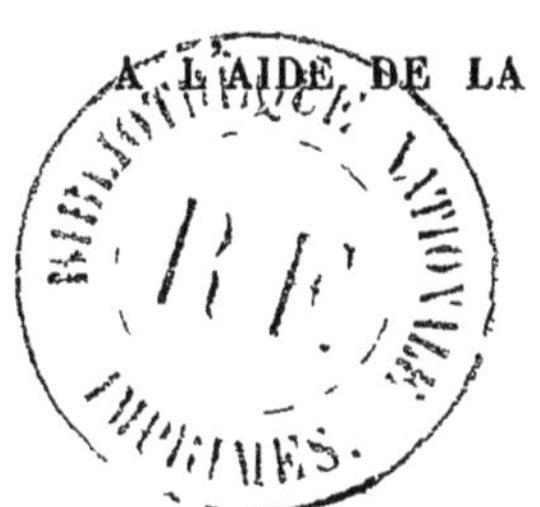

PAR

LE Dr LIERMANN
(de Francfort-sur-le-Mein).

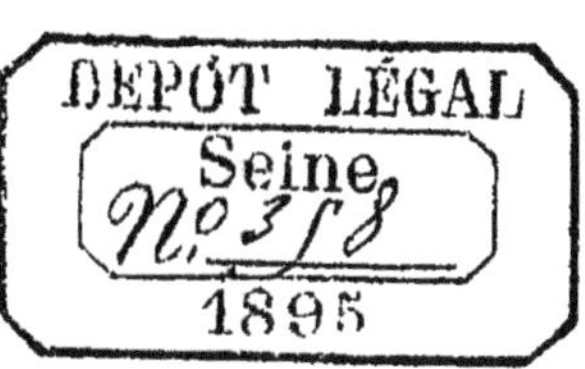

PARIS
IMPRIMERIE TYPOGRAPHIQUE A. DAVY
52, rue Madame, 52

1895

LE

TRAITEMENT AMBULATOIRE

DE LA COXALGIE

A L'AIDE DE LA GOUTTIÈRE A EXTENSION

Les appareils portatifs destinés au traitement ambulatoire de la coxalgie et qui permettent au malade de se mouvoir librement doivent satisfaire aux exigences suivantes :

1° Assurer la fixité absolue de l'articulation de la hanche malade.

2° Décharger complètement l'articulation malade du poids qu'elle supporte.

3° Effectuer l'extension permanente du membre correspondant.

Les appareils destinés à remplir ces conditions doivent être employés dès le début de l'affection. Leur emploi pourra en tout temps être combiné avec le traitement local de la jointure malade (injections d'iodoforme, incision des abcès).

Pour utiliser la gouttière à extension *de* (1) dans le traitement ambulatoire de la coxalgie, on lui associera un *appareil*

---

(1) Nous croyons devoir rappeler que l'appareil à extension, qui dans le traitement de la coxalgie, est destiné à décharger la hanche malade du poids qu'elle supporte, a été décrit dans la *Revue internationale de thérapeutique et Pharmacologie*, 1893, n° 23, p. 469, à propos du traitement ambulatoire des fractures et des affections graves du membre inférieur.

destiné à opérer la fixation de la hanche, appareil également mobile.

Cet appareil à fixation (fig. 1) est entièrement en tôle flexible. Il se compose d'une gouttière longitudinale *q*, qui adapte à la face externe de la cuisse ; son extrémité supérieure

LÉGENDE DE LA FIG. 1.

a — Pièce de milieu, en fer.
b — Articulation à charnière, avec
c — Vis ailée.
d — Gouttière en bois, pour la cuisse.
e — — — jambe.
f } — Douilles garnissant les gouttières
g } en bois.
h }
i — Etrier.
k — Demi-anneau.
l — Vis à déplacement.
m — Bottine à extension.
n — Vis à extension.
o } — Courroies fixées à l'étrier.
p }
q — Gouttière longitudinale de l'appareil à fixation.
r — Articulation à charnière, correspondant a la hanche.
s — Demi anneau en tôle, mobile le long de la gouttière longitudinale.
t } — Vis permettant d'opérer le déplacement de la
u }
v — ceinture du bassin et de la
w — ceinture de la taille.

Figure I.

dépasse la hanche et le bassin et remonte un peu au-dessus du niveau de la taille. Elle est munie d'une articularion à charnière *r*, qui permet de l'adapter exactement à la hanche, en tenant compte de la position de la cuisse.

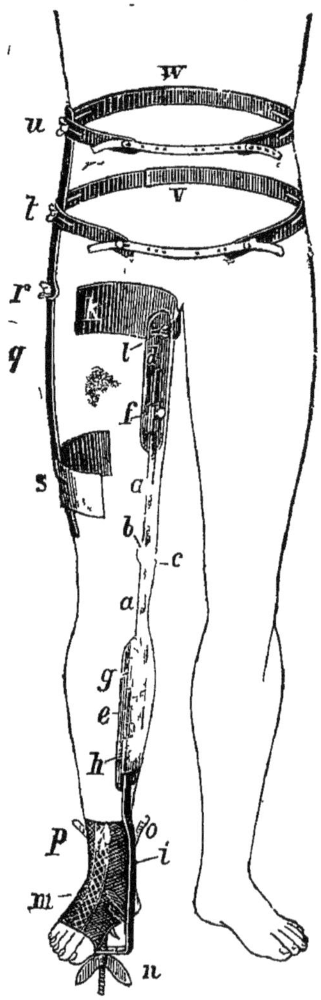

A sa partie inférieure cette gouttière externe *q* est munie d'un demi-anneau en tôle *s*, mobile, et qui se moule exactement sur le contour des faces postérieure, externe et antérieure de la cuisse.

A l'aide des vis ailée *t* et *u* on peut adapter à la gouttière *q* les ceintures *v* et *w*, destinées à embrasser, la première le bassin, la seconde la taille. La gouttière et les ceintures sont percées de trous, de distance en distance ; c'est pourquoi les ceintures peuvent être adaptées à la gouttière, à telle hauteur qu'on voudra, et à tel niveau transversal de la gouttière qu'on voudra.

Chaque ceinture se compose de deux demi-anneaux qui s'engainent l'un dans l'autre.

Leurs extrémités antérieures, légèrement incurvées, ne se prolongent pas jusqu'à la ligne médiane antérieure du corps ; elles sont munies de courroies, moyennant lesquelles on peut les relier l'une à l'autre en les maintenant à telle distance qu'on jugera à propos. Pour fixer l'un à l'autre les deux demi-anneaux qui constituent chaque ceinture et pour les empêcher de s'écarter dans le sens transversal, une courroie, percée de trous, est fixée à l'extrémité postérieure du demi-anneau extérieur ; cette courroie est destinée à être fixée à un petit bouton placé à la face externe du demi-anneau intérieur.

Cet appareil à fixation peut être adapté indifféremment à la hanche droite ou à la hanche gauche. On commence par appliquer l'*appareil à extension* ou *gouttière de décharge*, puis *l'appareil à fixation*, en les moulant sur les contours du corps à l'aide de bandes amidonnées humides. Au moment de l'application de l'appareil à fixation il est préférable que le patient se tienne debout ; on peut ainsi approcher le bassin de toutes parts, et adapter exactement aux contours du corps les différentes portions de la gouttière.

Afin que nulle part l'appareil n'exerce de pression, avant de l'appliquer, on munit la partie inférieure du tronc d'un capitonnage en feutre. Au moment d'ajuster les différentes pièces de l'appareil à fixation, de la façon qui est représentée par la figure 1, il faut veiller à ce que l'articulation à charnière *r* de la gouttière longitudinale *q* corresponde bien à la hanche. Le demi-anneau en tôle *s* doit être refoulé à un niveau aussi bas que possible de la gouttière longitudinale, et adapté à la cuisse. La ceinture *v* est fixée, au moyen de la vis *t*, à un niveau de la gouttière tel que les deux bouts incurvés de cette ceinture puissent être adaptés aux parties molles situées immédiatement au-dessous du pubis. La ceinture inférieure *m* est adaptée à un niveau de la gouttière tel que cette ceinture vienne embrasser la taille.

Une fois les pièces de l'appareil adaptées les unes aux autres ainsi qu'il vient d'être dit, on l'enlève de nouveau et on le tient prêt pour être fixé en place au moyen de tours de bandes.

Dans les cas de coxalgie également on applique d'abord la gouttière à extension *e*, destinée à effectuer la décharge, et on l'applique de la même façon que dans les cas de fracture.

Une fois cette gouttière *e* adaptée à la jambe, on applique successivement sur la hanche le capitonnage en feutre et l'appareil à fixation ; on maintient le tout adapté aux contours du membre, à l'aide de bandes amidonnées et humectées.

Pour ce temps de la manœuvre, il est de nouveau préférable que le patient se tienne debout ; car sitôt la gouttière *e* fixée en place et la vis à extension *n* enlevée, les malades peuvent se redresser sans souffrir.

Au moment où on enroule autour de l'appareil les bandes amidonnées, il faut veiller à ce que les tours de bande ne soient pas trop lâches ; on peut, au contraire, les appliquer d'une façon très serrée, au niveau du bassin, de la cuisse ; de la sorte les parties flexibles des gouttières s'adaptent très exactement aux contours du corps.

On aura beaucoup plus de chances de voir l'appareil se maintenir bien en place, en superposant plusieurs tours de bande. Lorsque, par places, l'appareil n'est pas suffisamment fixé du premier coup, on pourra toujours, dans la suite, et à n'importe quel moment, remédier à cela en appliquant de nouveaux tours de bande.

L'extension opérée à l'aide de la vis *n* (fig.2) facilitera également le redressement des attitudes vicieuses de la cuisse et de la jambe, en rapport avec la contracture.

Les lignes suivantes sont destinées à faire comprendre le mécanisme de ce redressement :

L'effet final de la traction opérée par le jeu de la vis *n* consiste en une tension aussi prononcée que possible de la jambe, entre la tubérosité de l'ischion et l'étrier *i*; cet effet correspond à l'attitude normale du membre inférieur porté en extension. Les deux articulations à charnières,aux deux gouttières,font que nous pouvons fixer l'appareil en place, quelle que soit l'attitude imprimée à la hanche ou au genou. Une fois l'appareil fixé au corps, à l'aide de bandes amidonnées, et surtout une fois l'appareil fixé au bassin, une fois desserrées les vis ailées des articulations à charnière, non seulement nous pouvons utiliser comme leviers les portions de gouttières, adaptées à la cuisse et à la jambe, mais nous pouvons réduire progressivement l'inclinaison de la cuisse sur le bassin, de la jambe sur la cuisse, en tirant sur la vis à extension. Le redressement obtenu de la sorte, en une séance, peut être maintenu à volonté ; il suffit pour cela de serrer les vis des articulations à charnière, et de boucler à l'étrier *i* la bottine à extension *m* (fig. 1).

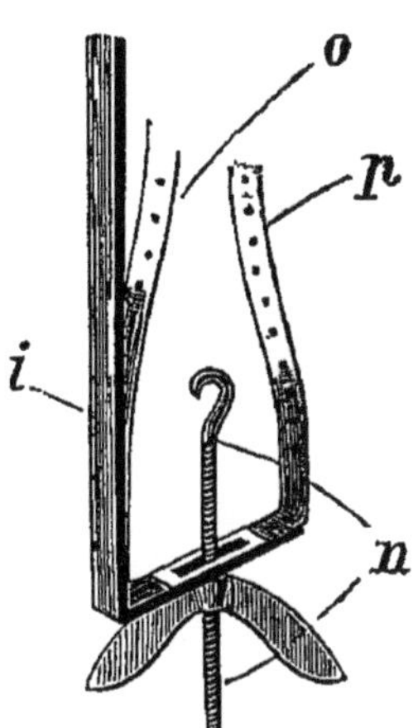

Figure 2.

Pour ce qui concerne l'exécution pratique du redressement dans la gouttière, il y a lieu de faire ressortir encore les points suivants :

Pour mieux répartir sur la totalite du membre l'effet de l'extension, il importe d'appliquer sur la bottine à extension, des bandelettes de diachylon, ainsi que le représente la figure 3. Ces bandelettes sont appliquées sur la face externe et interne du membre ; elles seront consolidées en place, au moment où on enroule autour de la jambe le premier tour de bande. Naturellement des bandelettes semblables devront être appliquées au genou, parallèlement à l'angle de flexion des deux segments de la jointure, et de telle sorte qu'elles ne constituent pas un obstacle au redressement. Au moment où on consolidera l'appareil à l'aide de tours de bandes, celles-ci devront être particulièrement serrées au niveau du bassin, de la cuisse et de la jambe. Au niveau de la hanche et du genou elles seront moins serrées, afin qu'au moment du redressement elles n'exercent pas une traction en sens inverse.

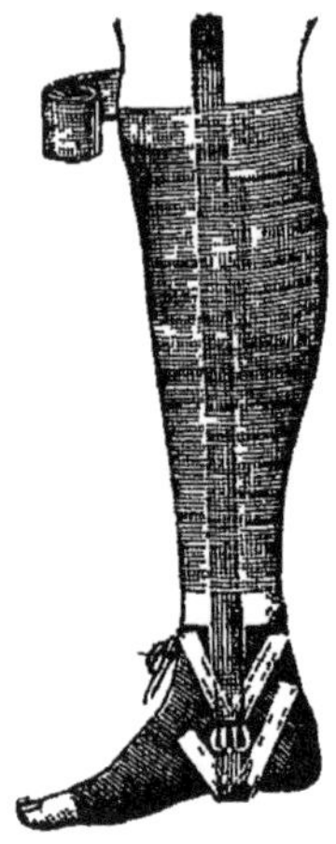
Figure 3.

Afin de pouvoir exercer avec la vis à extension une traction aussi efficace que possible, il faudra, au début, placer la portion horizontale de l'étrier *i* à une distance aussi grande que possible de la plante du pied.

Il est facile de réduire des contractures de moyen degré, lorsque les articulations à charnière sont relachées à la hanche et au genou ; il suffit pour cela d'exercer une tension progressivement croissante sur la branche horizontale de l'étrier *i*, et de faire jouer de haut en bas, d'une quantité correspondante, la vis à extension *n*.

Les contractures plus intenses, avec adduction et rotation en dedans de la cuisse, exigent avant tout une fixation sûre du bassin, pendant la manœuvre de redressement, afin d'éviter que la colonne vertébrale ne s'infléchisse en lordose.

Dans le but de renforcer l'action de l'appareil à fixation, nous conseillons de recourir au procédé suivant, d'une exécution facile :

Une fois l'appareil à fixation consolidé au bassin à l'aide de bandes amidonnées, le malade est couché sur une table étroite munie d'un capitonnage solide, dans l'attitude représentée par la figure 4.

Le bassin et le tronc sont ensuite fixés à la table, à l'aide d'une serviette large et solide. Afin que la serviette s'adapte exactement au tronc et au bassin, les liens qui la fixent à la table peuvent être maintenus écartés à l'aide de bouts de bois.

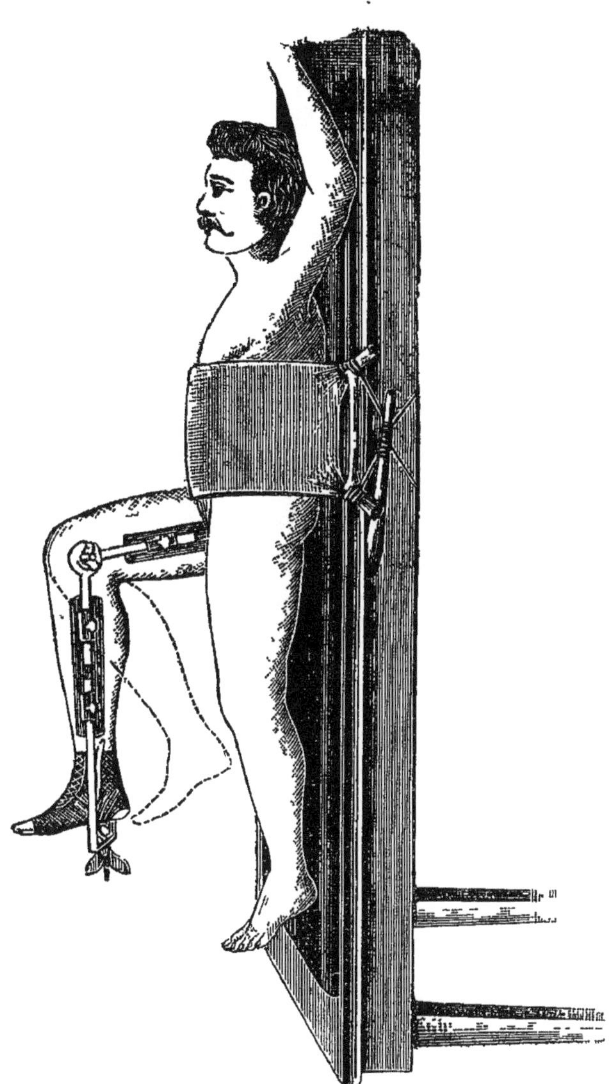

Figure 4.

L'appareil à décharge, qui a été appliqué le genou étant en flexion, est ensuite consolidé à son tour, à l'aide de bandes amidonnées. La cuisse, qui est en rotation en dedans et en adduction, est ramenée par les tours de bande au contact de

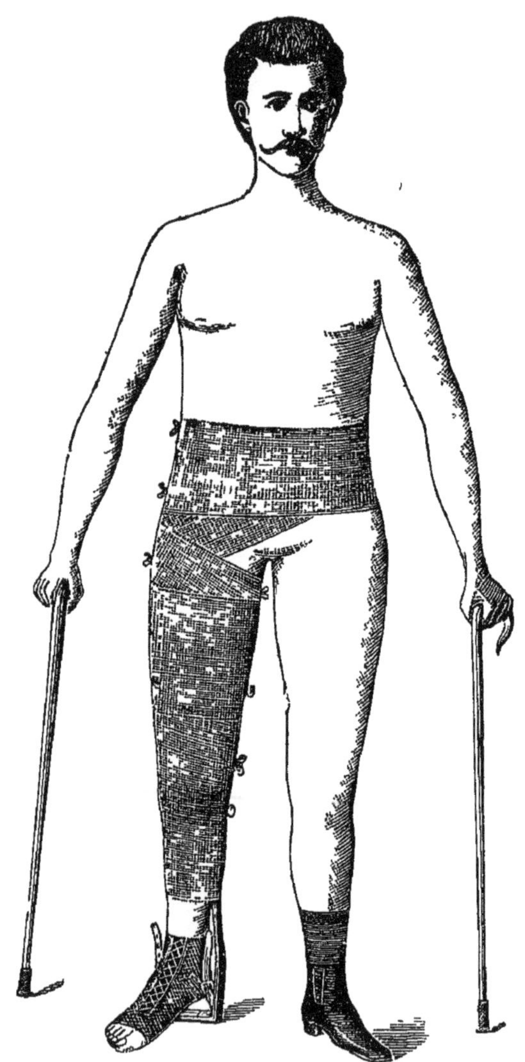

Figure 5.

la gouttière inférieure pour y être fixée. Une fois qu'on a réussi à effectuer le redressement jusqu'à tel point que la partie de la gouttière de décharge, en contact avec la cuisse, et la partie de cette même gouttière, en contact avec la jambe,

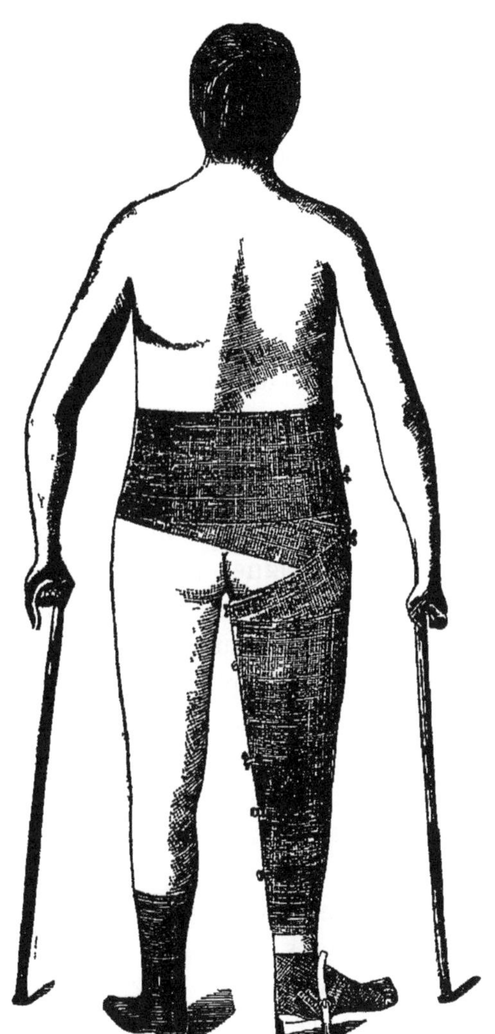

Figure 6.

forment entre elles un angle droit, on relâche les articulations à charnière, et on utilise, pour poursuivre le redressement, la traction obtenue en faisant jouer la vis à extension *n*.

Pendant cette période de redressement, les malades munis de leur appareil peuvent marcher, car il est toujours possible de maintenir le redressement obtenu dans une séance, en bouclant la bottine à extension à l'étrier et en resserrant les articulations à charnière.

Quand l'appareil, dans son ensemble, a été une première fois appliqué à un malade, les applications ultérieures se feront de la façon la plus simple, en supposant le cas où il y a lieu d'enlever l'appareil pour s'enquérir de l'état de la jointure ou pour y faire des injections d'iodoforme.

Une fois que le rétablissement de l'articulation malade a fait des progrès, on peut sans peine libérer par moments la jointure du genou, en relâchant les articulations à charnière, sauf à les resserrer de nouveau, pour la durée de la nuit. Quant au reste, la machine à extension n'entrave pas les mouvements qui se passent dans la jointure du pied.

Munis de leurs appareils, les malades peuvent faire des courses relativement longues (fig. 5 et 6) ; ainsi les enfants pourront se rendre à l'école. Ils s'habituent d'ailleurs très facilement et très rapidement au port de l'appareil, étant donné que peu de temps après l'application de celui-ci les douleurs très vives occasionnées par la coxalgie se dissipent. La marche n'est pas rendue plus fatiguante par suite du port de l'appareil. Celui-ci peut être maintenu pendant des mois, le bandage contentif restant lui-même en place pendant cinq et six semaines.

Les bandes amidonnées se salissent facilement et de la poussière s'insinue dans leurs interstices ; aussi est-il indiqué de les envelopper d'une bande en gaze molle, sitôt qu'elles sont sèches ; cette bande peut-être renouvelée à volonté. Pour protéger le pied, qui n'est recouvert qu'en partie par la bottine à extension, et aussi pour masquer complètement l'appareil une fois que le patient est vêtu, on peut faire porter à ce dernier une chaussure molle, munie d'une semelle solide, qui enveloppe l'étrier et la bottine à extension. Dans ces conditions, le patient n'appuie plus, en marchant, que sur l'étrier; la semelle qui se trouve placée au-dessous l'empêche de glisser.

Les avantages qu'offre cet appareil, dans le traitement ambulatoire de la coxalgie, consistent surtout en ceci : l'appareil peut être adapté à toutes les tailles ; il peut être appliqué à n'importe quelle période de l'affection par le premier médecin venu, tandis que pour les autres appareils similaires, tels que ceux de Hessing, il s'écoule un certain temps jusqu'à ce que soit confectionné un modèle approprié à la taille du malade. Les différentes parties de l'appareil à fixation et de l'appareil à décharge se moulent si exactement sur les contours du corps, qu'on est toujours en possession d'un modèle parfait, en présence de n'importe quel malade.

Ce même appareil est d'un emploi très avantageux pour la réduction des luxations de la hanche, pour le traitement des fractures obliques de la partie supérieure du fémur avec chevauchement considérable des fragments.

Son emploi convient également aux besoins de la chirurgie de guerre. En effet, l'appareil non seulement s'adapte aux différentes tailles, mais peut être appliqué indifféremment à l'un quelconque des deux côtés du corps. Une fois démonté, il n'est pas encombrant, il peut être logé avec les bandes et les pièces à pansement dans un sac de 50 centimètres de long et de 45 centimètres de circonférence, le tout pesant environ 1.900 gr.

Comme pansement d'urgence, l'appareil peut être appliqué par dessus les vêtements à l'aide de quatre courroies dont deux embrassent la cuisse et les deux autres la jambe.

Les matériaux utilisés pour la confection de l'appareil lui assurent une longue durée, même en cas d'emploi répété.

Pour l'appareil à extension, il existe deux modèles, l'un destiné aux adultes, l'autre aux enfants ; à chacun de ces modèles sont annexées deux gouttières en bois, l'une pour la cuisse, l'autre pour la jambe.

L'appareil à fixation se fait suivant trois modèles de grandeurs différentes, l'un destiné aux adultes, les deux autres aux enfants.

Le poids de l'ensemble de l'appareil est de 1.700 grammes pour le modèle destiné aux adultes, de 1.150 grammes pour le modèle destiné aux enfants. Le poids du seul appareil à extension est de 1.150 grammes pour le premier modèle (adultes), de 600 grammes pour le second (enfants) (1).

(1) Ces différents appareils sont fabriqués par M. Ludwig Droll, de Francfort-sur-le-Mein (Friedenstrasse, 6). Prix de l'*appareil à extension* 45 fr. (pour adultes) et 38 fr. (pour enfants). Prix de l'*appareil de fixation* 15 fr. (pour adultes) et 12 fr. 50 (pour enfants).

Paris. — Typ. A. DAVY, 52, rue Madame. — *Téléphone*.

PARIS. — TYP. A. DAVY, 52, RUE MADAME. — *Téléphone.*

www.ingramcontent.com/pod-product-compliance
Ingram Content Group UK Ltd.
Pitfield, Milton Keynes, MK11 3LW, UK
UKHW020457220726
13923UKWH00006B/2604

9 782019 288501